DE LA
MORVE

CONSIDÉRÉE SOUS LE RAPPORT

DE SA TRANSMISSION

A L'ESPÈCE HUMAINE.

Opuscule contenant : 1° l'exposition des faits relatifs à sa contagion, à l'égard de l'homme, notamment de trois cas observés
sur *des cavaliers de l'armée*; 2° le résumé des circonstances
communes à tous ces faits, l'examen des objections des *non-
contagionistes*, etc.; 3° la description de cette maladie considérée
dans l'espèce humaine; 4° l'indication des moyens prophylac-
tiques ou préservatifs.

> Il est toujours d'une philantropie rationnelle de signaler le danger;
> c'est même un crime de lèze-humanité de le dissimuler, quand,
> pour s'en préserver, de simples précautions suffisent.

PAR M. J. B. VEYSSIERE,

Docteur en Médecine de la Faculté de Paris,
Médecin de l'Hôpital civil et militaire de Stenay, Membre de la Société
médicale d'émulation de Paris, etc.

A PARIS,

Chez GAULTIER-LAGUIONIE, Libraire, passage Dauphine, 36.

1840.

(SEPTEMBRE)

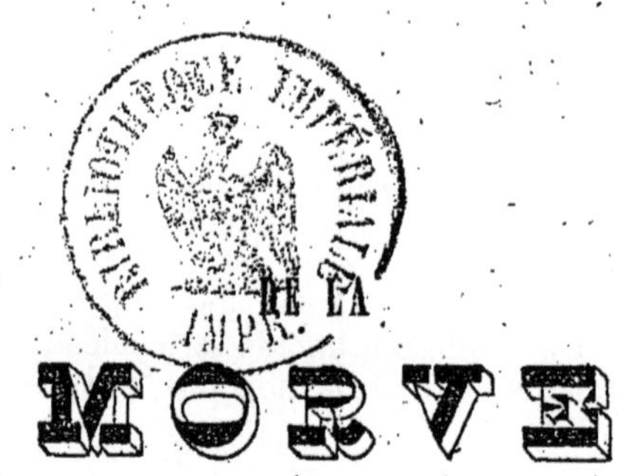

DE LA MORVE

CONSIDÉRÉE SOUS LE RAPPORT

DE SA TRANSMISSION

A L'ESPÈCE HUMAINE.

DE LA
MORVE

CONSIDÉRÉE SOUS LE RAPPORT

DE SA TRANSMISSION

A L'ESPÈCE HUMAINE,

Opuscule contenant : 1° l'exposition des faits relatifs à la contagion, à l'égard de l'homme, notamment de trois cas observés
sur *des cavaliers de l'armée;* 2° le résumé des circonstances
communes à tous ces faits, l'examen des objections des *non-
contagionnistes,* etc. ; 3° la description de cette maladie considérée
dans l'espèce humaine ; 4° l'indication des moyens prophylac-
tiques ou préservatifs.

Il est toujours d'une philantropie rationnelle de signaler le danger ;
c'est même un crime de lèze-humanité de le dissimuler, quand,
pour s'en préserver, de simples précautions suffisent.

Par M. J. B. VEYSSIÈRE,

Docteur en Médecine de la Faculté de Paris,

**Médecin de l'Hôpital civil et militaire de Stenay, Membre de la Société
médicale d'émulation de Paris, etc.**

A PARIS,

Chez GAULTIER-LAGUIONIE, Libraire, passage Dauphine, 36.

1840.

(SEPTEMBRE).

STENAY, IMPRIMERIE DE RENAUDIN

DE LA MORVE

CONSIDÉRÉE SOUS LE RAPPORT

DE SA TRANSMISSION A L'ESPÈCE HUMAINE.

État de la question ; conséquences de l'affirmative, etc.

L'état pathologique du cheval et des autres solipèdes (le mulet, l'âne, etc.), connu sous le nom de *morve*, peut-il se communiquer à l'homme par voie de contagion ? En d'autres termes, l'affection morbide, dont la *morve* est un des principaux symptômes, peut-elle se développer chez l'homme, par suite de ses rapports avec des animaux qui en sont atteints, rapports relatifs à la condition de palefrenier, à la profession de vétérinaire, au métier d'équarrisseur, etc. ? Cette question est, sans contredit, une des plus graves qui aient depuis long-temps occupé les médecins, les vétérinaires et les philantropes ; elle est aussi une de celles dont la solution définitive est le plus désirable. En effet, dans l'hypothèse négative, c'est-à-dire s'il y a absence de danger, dans les circonstances qu'on a signalées, comme pouvant devenir funestes, il est urgent de faire cesser des doutes, aujourd'hui assez accrédités : car les idées de crainte qu'ils font naître, exposent les chevaux malades à ne recevoir que des soins incomplets, ou même à être sacrifiés, sans motifs suffisants. Tandis que, si au contraire la contagion de la morve peut avoir lieu chez l'homme placé dans des conditions particulières, le fait doit être porté à la connaissance de tout le monde, et de nouvelles mesures de police sanitaire doivent promptement intervenir. Ce serait un crime de lèse-humanité de dissimuler le danger, lorsque l'indication de quelques précautions bien faciles peut en préserver sûrement !

L'administration supérieure ne s'est sans doute pas trouvée encore assez éclairée à cet égard, pour donner cours à sa sollicitude ordinaire, et modifier les réglements relatifs à cette partie de l'hygiène publique ; cependant il est évident que la question est très-avancée vers une solution affirmative, puisque tous les hommes placés à la tête de l'enseignement médical et de la pratique des hôpitaux de la capitale, n'hésitent pas à considérer le fait dont il s'agit comme complètement acquis à la science, et réunissant les caractères essentiels de la vérité.

Toutefois les éléments de cette opinion, qui touche à des intérêts éminemment précieux, n'étaient pas assez connus pour motiver des décisions d'une grande importance. L'ouvrage de M. Rayer, médecin de l'hôpital de la Charité, intitulé : *de la Morve et du Farcin chez l'homme*, est sans doute une production d'un grand mérite ; mais il date de 1837, et c'est dans le cours des deux années qui viennent de s'écouler, que les observations les plus remarquables de *morve* dans l'espèce humaine ont été recueillies. Toutes ces observations ont été, il est vrai, communiquées à l'Académie royale de médecine ; mais elles ne s'en trouvent pas moins disseminées dans les divers journaux de médecine, d'art vétérinaire, etc., et le résultat des discussions qu'elles ont provoquées est généralement ignoré.

Ces deux circonstances rendaient un nouveau travail nécessaire, et je l'ai entrepris, décidé par ces considérations qu'il importe surtout, pour l'exécuter d'une manière satisfaisante, d'avoir acquis l'expérience du fait par des observations réitérées, et qu'à cet égard, je me suis trouvé fortuitement placé dans des conditions favorables. J'ai, d'ailleurs, à rapporter trois nouveaux cas, qui ne peuvent manquer d'intéresser ; d'abord, à cause de leur parfaite analogie avec ceux qui ont déjà été signalés ; ensuite à raison de la condition des sujets, tous les trois cavaliers de l'armée, enfin parce que la relation de ces faits prend la maladie à son début, tandis que dans les cas de *morve* recueillis à Paris et ailleurs, le mal était déjà parvenu à sa troisième période, lorsque les individus qui en étaient affectés réclamaient des soins médicaux.

Exposition des faits relatifs à la transmission de la Morve du cheval à l'homme. — Historique.

Jusqu'à ces derniers temps, l'immense majorité des médecins et des vétérinaires ne reconnaissait réellement qu'à l'affection charbonneuse (anthrax malin, pustule maligne) et à la rage, la funeste propriété de se transmettre des animaux domestiques à l'espèce humaine. La *morve* était considérée comme exclusive aux solipèdes, et surtout on ne se doutait pas, du moins en France, que l'homme fût exposé à ses terribles atteintes. Cependant

il existait des faits éminemment propres à faire conce-
voir une opinion contraire : car ils établissent d'une
manière positive, que des accidents, la plupart mortels,
ont été souvent la suite de la négligence de certaines
précautions de propreté, etc., dans les rapports avec
des chevaux affectés de cette maladie; mais comme la
relation en a été faite à des époques et dans des contrées
différentes, ces faits étaient généralement demeurés
inconnus, ou avaient été négligés comme invraisem-
blables. On sait qu'en effet plusieurs maladies des bes-
tiaux, telles que les *eaux aux jambes, la clavelée,* etc.,
qu'on a regardées comme transmissibles à l'homme, ne
le sont nullement, et cette circonstance motivait assez
le doute, à l'égard de la morve.

Mais si, en général, il est sage de n'accueillir les idées
nouvelles, surtout celles qui ne cadrent pas avec des
opinions depuis long-temps accréditées, qu'avec une
extrême défiance, il ne s'ensuit pas qu'on doive re-
pousser, comme mensongères, des observations de date
récente, parce que le passé leur serait resté étranger;
d'ailleurs, pour le dire en passant, il n'est nullement
impossible que la morve soit, à l'égard de l'homme, une
maladie nouvelle. Quoiqu'il en soit, il faut toujours que
l'amour de la vérité préside à l'examen de semblables
questions. C'est avec cette disposition d'esprit seulement, qu'on pourra juger de la valeur des observations
qui suivent.

En 1821, un médecin de Berlin, M. Schilling, rapporta qu'un
individu, employé à soigner des chevaux morveux, avait succombé,
après avoir éprouvé du malaise et autres symptômes généraux;
avoir eu *le corps couvert de pustules, le nez frappé de gangrène,* etc.

M. Weiss apprit également qu'un homme, qui avait donné des

soins à un cheval morveux, avait présenté *un écoulement jaunâtre et puriforme par les narines, une éruption pustuleuse à la peau, etc.*

La même année encore, M. Muscroft publia l'observation d'un cas pathologique d'une analogie parfaite avec les précédents, et que, pour cette raison, je me bornerai à citer.

En 1823, M. Seidler constata, sur un homme qui encore avait soigné un cheval morveux, les symptômes suivants : *écoulement de mucosité puriforme par le nez, inflammation gangréneuse au nez, éruption de pustules au visage, sur la poitrine, etc.*, etc.

En 1826, un médecin anglais célèbre, M. Travers, communiqua le fait suivant : « Un étudiant s'étant blessé au doigt en examinant la tête d'un cheval attaqué de morve, fut atteint d'un clou, bientôt suivi *d'autres abcès dans diverses parties du corps*, et succomba présentant aussi *des collections purulentes dans les poumons. Le pus des abcès, inoculé à deux ânes, rendit ces animaux morveux.* » (Dict. de Méd. etc., vétér., t. IV, p. 248).

En 1829, M. Grub, de Berlin, rapporta qu'un jeune homme qui s'était blessé à la main, en disséquant un cheval morveux, avait éprouvé les accidents suivants : *inflammation au bras droit, abcès à la tête, écoulement nasal morbide, pustule gangréneuse à l'œil du même côté, autres pustules sur diverses régions du corps, etc.*, et qu'il en était mort.

M. Brown exposa qu'une personne qui avait soigné un cheval morveux, et qui l'avait dépouillé après la mort, avait succombé, après avoir présenté cette série d'accidents : 1° *fièvre et douleurs qu'on regarda d'abord comme rhumatismales*, 2° *au bout de trois jours, apparition de tumeurs, successivement à une épaule, aux jambes, aux bras et au scrotum*; 3° *quelques jours plus tard, narine droite remplie d'une matière épaisse*; 4° *vers le douzième jour, pustules sur le cou, les bras, les cuisses, etc.*; 5° enfin, gangrène dans quelques-unes des tumeurs, sueurs visqueuses, yeux hagards, léger délire et mort arrivée le quatorzième jour.

M. Elliotson fit connaître aussi trois exemples d'une maladie extraordinaire, qui, selon son opinion, ne pouvait être que la morve. Les sujets de ces observations avaient eu, effectivement, des rapports avec des chevaux ou morveux ou farcineux, et avaient offert les symptômes suivants : *douleurs d'apparences rhumatismales, diarrhée, dyspnée, tumeurs aux membres, écoulement nasal d'un jaune foncé, phlyctènes gangréneuses du côté du nez, pustules nombreuses sur le corps*, délire, etc. Ils en étaient morts tous les trois.

En 1831, M. Alexander annonça qu'il avait observé des phénomènes morbides semblables, sur un individu qui donnait, auparavant, des soins à des chevaux morveux.

En 1833, « M. Williams vit un homme qui, après des rapports avec un cheval morveux, ayant l'indicateur gauche écorché, fut atteint d'inflammation à ce doigt et au bras ; il eut aussi des *tumeurs sur les bras, les jambes, des pustules sur le col, un écoulement nasal*, et mourut. »

En 1834, M. Hertwig, célèbre vétérinaire prussien, publia, dans la Gazette médicale de Berlin, six exemples de transmission de morve à l'homme. Quatre s'étaient déclarés chez des élèves, qui, en disséquant des chevaux morveux ou farcineux, avaient exposé des parties blessées, comme les doigts, etc., au contact des produits morbides existant sur ces cadavres ; les deux autres avaient été vus sur des palefreniers, qui avaient soigné des chevaux également affectés de morve ou de farcin. Les quatre premiers sujets éprouvèrent, presque immédiatement, des accidents assez ordinaires à l'inoculation des principes septiques, tels que douleurs vives, brûlantes, sur le trajet des vaisseaux lymphatiques, traînées rouges et nodosités, quelques abcès, etc. Deux se trouvèrent bientôt guéris, et cela doit faire croire qu'il n'y eut pas chez eux infection de caractère spécifique. Mais les autres deux, au contraire, présentèrent, *au bout de quelque temps*, les phénomènes propres à la morve : *écoulement nasal abondant, gonflement violacé du nez et de la face, taches bleuâtres, diarrhée*, délire, abcès nombreux, etc., enfin, dit M. Hertwig, tous les caractères qui font reconnaître la morve sur les animaux. Les deux derniers sujets, palefreniers, offrirent les symptômes suivants : d'abord, inappétance, sueurs abondantes et visqueuses, soif ardente, *fièvre rhumatismale, divers engorgements*, etc., ensuite, *écoulement nasal extraordinaire, gonflement violacé du nez, taches bleuâtres, abcès multipliés*, délire, *diarrhée*, etc. La membrane pituitaire fut trouvée *boursoufflée et couverte d'ulcérations*, etc.

Voici encore un cas du même genre qui, malgré le laconisme de son exposé, est fort remarquable, et dont la connaissance est également due à M. Hertwig : Un homme, qui, de même que les sujets précités, avait été en rapport presque habituel avec des chevaux atteints de la morve ou de farcin, éprouve de la fièvre, des douleurs dans tout le bras droit et au côté correspondant du corps, et présente de l'enflure sur plusieurs points des membres. Au bout de quatre jours, il offre les symptômes suivants : *écoulement nasal morbide, pustules sur la joue droite et sur le pouce*, abcès *vers la cheville*, etc. Il meurt le huitième jour. On trouva des *petits abcès de la grosseur d'un grain de millet dans la membrane pituitaire* (1).

Certes la plupart de ces faits ne contiennent pas assez de détails, pour que chacun d'eux en particulier puisse servir de base à une doctrine nouvelle, et détruire une opinion apparemment conforme à l'expérience de tous les temps ; aussi tant qu'ils se sont trouvés épars et plus ou moins isolés, ils sont restés généralement inaperçus, ou même ils ont été considérés comme controuvés ; mais aujourd'hui que, par suite des recherches des médecins anglais, entr'autres du docteur Copland, et de celles de notre digne compatriote, M. Rayer, ils se trouvent rapprochés, ils possèdent une force d'ensemble des plus imposantes, et leur importance est telle,

_____

(1) J'aurais pu étendre davantage les citations ; car des faits du même genre ont aussi été observés en Italie, en Amérique, etc. ; mais il est déjà assez démontré, qu'on avait reconnu à l'étranger, que les rapports de l'homme, avec des chevaux morveux, n'étaient pas exempts de danger, alors qu'en France, on continuait à professer l'opinion contraire. Je dois d'ailleurs donner bien plus d'importance aux observations de la 2e série, lesquelles sont et bien plus complètes et bien plus authentiques.

qu'ils suffiraient presque seuls à résoudre la question. Pour la même raison, on s'étonne justement que les médecins qui les ont observés, n'aient pas mieux réussi à les faire connaître. Ce ne fut en effet qu'en 1839, que la transmission de la morve des solipèdes à notre espèce, fut présentée, chez nous, comme un phénomène pathologique bien digne de l'attention des hommes compétents. Ce fut M. le docteur Rayer qui le signala. Ayant dans son service un malade, dont les symptômes étaient, sous plusieurs rapports, extraordinaires, il dût s'enquérir des circonstances commémoratives : apprenant que le sujet, palefrenier, avait couché auprès d'une jument affectée de morve, et remarquant effectivement une grande ressemblance entre l'état de son malade, et celui des monodactyles atteints de cette affection, il dût penser qu'il y avait eu contagion, et qu'il s'agissait d'un exemple nouveau de transmission de maladie des animaux à l'homme. Des expériences ultérieures démontrèrent le fondement de cette présomption. Mais voici l'histoire du fait, abrégée par le savant Hurtrel d'Arboval.

« Un palefrenier, couchant dans une écurie près d'une jument atteinte de morve farcineuse aiguë, mal portant depuis quelque temps, et alité depuis quelques jours, entra à l'hôpital de la Charité, dans l'état suivant : décubitus dorsal, stupeur, léger désordre et affaissement de l'intelligence, faiblesse, couleur terne du visage; pustules sur la face, la poitrine et le ventre; tache gangréneuse sur le gland; langue sèche, fendillée, enduite d'un mucus glutineux; soif vive, ventre ballonné; selles liquides et jaunâtres, involontaires, ainsi que les urines; pouls petit et fréquent; peau sèche et chaude; respiration fréquente, gênée, râle sibilant, résonnance de la poitrine assez bonne, toux sans crachement, point d'écoulement nasal ; crampes dans les membres inférieurs. Le lendemain on reconnut une large phlyctène noirâtre, gangreneuse, au-dessous de l'oreille gauche : au centre, l'épiderme était soulevé par un liquide bleuâtre ; la base, cernée par une guirlande de vésicules cohérentes, avait une teinte rose légère et violacée ; le tissu cellulaire sous-jacent était à peine engorgé ; la peau entourante, un peu rouge, reprenait bientôt sa couleur naturelle. Sur la joue, une grosse pustule à base tuberculeuse, saillante et déprimée au centre, entourée d'un cercle jaunâtre, reposait sur du tissu cellulaire légèrement engorgé. Sur l'avant-bras, une large pustule aplatie, pleine de pus. Sur l'épaule droite, trois abcès volumineux. Treize autres abcès sur diverses régions du corps, tous sans changement de couleur à la peau, mous, fluctuants, sans engorgement phlegmoneux à leur base, sans chaleur morbide, sans douleur ; taches violacées au sacrum et aux malléoles ; mort. Toutes les élevures pustuleuses de la peau n'avaient pas la même structure ; l'une d'elles offrait sous l'épiderme une matière plastique, non coulante, et ne contenant pas de sérosité ; c'était un véritable tissu de membrane, au-dessous de laquelle le chorion offrait de petits points rouges. Une autre, formée en grande partie de matière plastique, contenait de plus une petite quantité de pus liquide, et faisait saillie dans l'épaisseur du derme, qui là, paraissait interrompu. Une troisième avait son centre occupé par une croûte jaunâtre, aplatie, dont la circonférence était baignée par du pus liquide, après l'enlèvement duquel le chorion parut d'un rouge foncé, inégal et imbibé de sang. Les abcès étaient situés dans l'intervalle et dans l'épaisseur des muscles, la plupart contenaient une sorte de bouillie rougeâtre. Dans les narines, éruption purulente couverte d'un mucus très-épais, jaunâtre, strié de sang ; entre les pustules, la muqueuse présentait de légères arborisations et un pointillé rouge. Plusieurs petits points ulcérés, d'un blanc mat et offrant un cercle rose à la circonférence. Les élevures, percées avec une épingle, laissaient suinter du pus. Toutes étaient situées dans l'épaisseur de la pituitaire, dont les couches muqueuses et fibreuses, étaient épaissies et injectées dans ces points. Beaucoup de mucus dans les sinus maxillaires. Base de la langue et face supérieure de l'épiglotte rouges et ecchymosées ; éruption pustuleuse confluente dans le larynx. Petits abcès à la superficie et dans l'épaisseur des poumons. Le pus, inoculé à un cheval, fit naître la morve chez cet animal. »

M. le docteur Rayer s'empressa de soumettre son observation à l'Académie royale de médecine, et, comme indépendamment de la gravité de la question qu'elle soulevait, cette communication fut faite dans les termes d'une exactitude sévère et d'une grande bonne foi, elle fut accueillie avec une faveur remarquable. Le fait subit un examen conforme à son importance ; il donna même lieu à des discussions fort animées. On peut dire aussi que dès ce moment, les phénomènes de la *morve chevaline* devinrent l'objet d'une curiosité scientifique particulière. Mais un laps de temps assez considérable s'étant écoulé, sans qu'il parut de nouveaux cas de morve chez l'homme, les assertions, formulées au sujet de cette maladie, finissaient par perdre de leur force et de leur intérêt, lorsqu'en 1838, deux hommes, admis aux hôpitaux de Paris, fournirent l'occasion de revenir à la grave question de la contagion de la morve. Le premier fut reçu dans les salles de M. le professeur Breschet, voici un extrait de son observation.

« Le nommé Limosin, âgé de vingt-quatre ans, d'une forte constitution, était paléfrenier dans une écurie où il y avait plusieurs chevaux morveux. Il tombe malade le 13 avril, se plaint de douleurs vagues dans les membres, il a du frisson et de la fièvre. Le 16, une rougeur érysipélateuse se manifeste en dehors du genou gauche ; les jours suivants, une tumeur considérable, mal circonscrite, se développe dans le même point ; son centre se couvre de phlyctènes violacées, puis d'eschares gangréneuses. Les accidents généraux sont ceux d'une fièvre grave. Le 27, le malade a plusieurs épistaxis et un écoulement mucoso-purulent et sanguinolent par les narines. Le 29, paraît sur la surface cutanée, une éruption pustuleuse et gangréneuse très-abondante, et un grand nombre de tumeurs phlegmoneuses se développent sur les membres. Des crachats visqueux et rouillés annoncent une pneumonie, les accidents généraux deviennent plus graves, le délire remplace la prostration, et le malade succombe le 31. A l'autopsie, on trouve un grand nombre d'abcès sous-cutanés, et dans la profondeur des membres ; du pus dans plusieurs veines ; une tuméfaction de presque tous les vaisseaux lymphatiques ; les poumons criblés de petits noyaux de pneumonie à différents degrés ; dans les fosses nasales, le pharynx et le larynx, un grand nombre d'ulcérations et de pustules, avec ramollissement et injection générale de la muqueuse. » (Bulletin de l'Acad. roy. de méd., tome 3.)

Le deuxième, Dondelignière, âgé de vingt-cinq ans, d'un tempérament sanguin, bien constitué, entré à l'Hôtel-Dieu le 29 septembre, déclara que depuis deux mois et demi, il faisait le service d'une petite écurie, occupée par des chevaux morveux, et qu'il y couchait habituellement. Il ajouta, que depuis le commencement du mois, il mouchait beaucoup et qu'il craignait de de devenir morveux. Il éprouvait une douleur vive à l'articulation scapulo-humérale, accompagnée de gonflement qui fut considérée comme rhumatismale. *Saignée de trois palettes.* Le sang se couvrit d'une couenne assez épaisse ; le 30, épistaxis. *Saignée réitérée :* même aspect du sang, le 3 octobre, sortie par les narines d'une mucosité brunâtre mêlée de sang noir ; le 4, eschare au coude droit, tuméfaction du bras ; le 5, tumeur dure, avec tache violacée à son centre au-dessous du sein droit ; pustule nonombiliquée sur l'avant-bras gauche. « MM. Blandin, Breschet, Honoré et Rayer, qui furent successivement appelés, reconnurent également qu'il présentait les symptômes décrits chez l'homme, sous nom de morve aiguë. »Les jours suivants, fièvre, étourdissements, face pâle, expression de stupeur, nouvelle tumeur avec taches bleuâtres au côté droit du thorax, plusieurs noyaux violacés et durs sur le front et la jambe gauche ; pustules nombreuses sur le sternum, le ventre et aux membres ; bulles remplies de sérosité roussâtre sur les tumeurs de l'épaule et du thorax. Le malade fut examiné par M. le professeur Velpeau et par M. Leblanc, habile vétérinaire de Paris, qui reconnurent également les symptômes de la morve. La narine droite était, en effet, rouge, gonflée ; et quand on la pressait, une humeur visqueuse et jaunâtre s'en échappait ; l'air expiré avait une odeur fétide ; le malade délirait, avait de la diarrhée ; la poitrine était sonore, un râle muqueux à petites bulles se faisait entendre, les crachats étaient spumeux et rouillés, comme dans les pneumonies lobulaires. Le 9, l'affaissement et la stupeur augmentèrent et le malade mourut. A l'autopsie, on trouva indépendamment des pustules, des bulles, des tumeurs, des escarhes, etc., observées pendant la vie : 1° injection et épaississement de la pituitaire du côté droit ; 2° des ulcérations et des pustules sur cette membrane ; pustules ulcérées à l'orifice de la trompe d'Eustache ; 3° ganglions sous-maxillaires et de la région jugulaire du côté droit, tuméfiés, bruns, mous, friables et même ecchymosés ; 4° muscles comme criblés de petits abcès dont le pus est épais, couleur de lie de vin ou d'un blanc sale ; 6° poumons fortement congestionnés et parsemés d'une quantité innombrable de getits noyaux brunâtres ou blancs, etc.

Depuis cette époque plusieurs autres cas de morve ont été signalés dans l'espèce humaine. Ainsi dans la séance du 5 février 1839, M. le professeur Andral entretint l'Aacadémie de Médecine du fait suivant :

Un cocher attaché à un établissement public, où il existait une petite écurie, destinée aux chevaux malades, était dans l'habitude de s'y coucher, sur la paille, lorsqu'il était dans un état d'ivresse, ce qui lui arrivait souvent. Devenu, plus tard, paléfrenier, il dût séjourner davantage encore dans ce local insalubre où étaient logés des chevaux morveux. Quoiqu'il en soit, au bout de dix jours de cette nouvelle condition, il tomba malade et présenta les symptômes suivants : lassitude générale, céphalalgie, tristesse, douleurs articulaires, etc. Ces phénomènes morbides s'accrurent rapidement, et on en vit apparaître d'autres, telles que coloration et boursoufflement du visage qui se couvrit de boutons ; pustules livides sur les membres, dans les fosses nasales et dans la bouche ; cinq à six abcès aux membres, dyspnée, léger délire, et enfin la mort. A l'autopsie, ulcérations gangréneuses multiples et sur tous les points occupés par des pustules ; abcès, et fusées purulentes dans les membres ; pituitaire infiltrée, couverte de pustules et d'ulcérations gangréneuses ; dans le larynx et le pharynx, plusieurs pustules ; pneumonies lobulaires nombreuses, abcès au sommet du poumon droit. La matière du jetage, inoculée à une ânesse, la rendit morveuse.

M. le docteur Nonat aussi, a eu dans son service à l'Hôtel-Dieu, un cas de morve chez l'homme. Le sujet qui le présentait avait également couché dans une écurie où étaient logés des chevaux morveux, et offrit, pendant la vie, les symptômes, et après la mort, les lésions caractéristiques de cette maladie. Le pus d'un abcès inoculé à un cheval fit se manifester les effets ordinaires de la morve et du farcin aigus. M. Nonat ayant mis sous les yeux de l'Académie de Médecine, un cornet nasal inférieur appartenant à cet animal, à côté de la cloison, des narines d'un autre cheval victime de la morve spontanée, il fut démontré qu'il y avait identité dans les lésions pathologiques. Les recherches nécroscopiques de cette observation, remarquablement bien faites, font beaucoup d'honneur à ce médecin et à M. Bouley, son interne.

D'autres exemples d'atteinte de morve, également authentiques et soigneusement étudiés, sont tirés de la

2

pratique civile de M. le professeur Andral, de celle de
M. le docteur Deville ; de la Clinique du professeur
Bouillaud, à la Charité; de celle de M. le docteur
Mailly, à la Pitié; de celle de M. Jobert, chirurgien de
l'hôpital Saint-Louis; de celle de Charenton, etc., etc.
L'école vétérinaire d'Alfort a vu aussi un élève qui
suivait des études sur des chevaux atteints de morve,
mourir victime de son amour pour la science, ayant
présenté la réunion des symptômes ordinaires à cette
maladie; enfin dans le cours de neuf mois, il a été reçu
dans mon service, trois hussards sur lesquels les mêmes
phénomènes morbides ont été observés.

*Relation de trois cas de morve aiguë observés sur des
cavaliers de l'armée, à l'hôpital de Stenay.*

Le développement de la morve aiguë, chez l'homme
est tellement sous la dépendance du principe morbifique
qui le décide, que malgré des différences, même grandes,
de tempérament, et de santé habituelle, les symptômes
n'en diffèrent pour ainsi dire pas : leur caractère est
toujours le même, et l'ordre suivant lequel ils se suc-
cèdent ne varie pas d'une manière importante. Comme
sous ce dernier rapport, surtout, on ne trouve rien
de semblable dans les diverses maladies qui figurent
dans les cadres nosologiques, il doit arriver rarement
que celle en question n'excite pas une sorte de surprise
mêlée de curiosité, chez le médecin qui la voit pour la
première fois. Néanmoins, il est fort possible qu'elle
en soit méconnue, parce qu'elle offre, dans ses différentes périodes, des traits de ressemblance assez prononcés, avec d'autres affections morbides d'une obser-

vation journalière. Ainsi, à son début, la morve aiguë chez l'homme présente les symptômes de l'arthritis universel, ensuite ceux de la dysenterie avec état ataxique, plus tard, ceux d'une pneumonie avec disposition catarrhale, plus tard encore, ceux d'une dermatose compliquée de fièvre thyphoïde, de sphacèle, etc., etc. D'ailleurs, il faut bien le reconnaître, il n'est pas de praticien, qui, malgré une grande expérience, n'ait vu quelquefois une maladie d'un diagnostic, ordinairement facile, déconcerter sa judiciaire, et l'obliger à se renfermer dans les indications tirées des symptômes. La première fois qu'elle s'offrit à mon observation, je fus extrêmement frappé du singulier ensemble de phénomènes morbides que je voyais ; mais je ne pus en établir le caractère, malgré le concours d'un confrère très-instruit, dont le diagnostic ne put être, non plus, que négatif. La deuxième fois, je ne tardai pas à reconnaître que le cas était identique au précédent ; mais je n'en étais pas moins incertain sur son genre, lorsque un ancien praticien, dans les lumières duquel j'ai une grande confiance, M. le docteur Maréchal, de Sedan, qui déclara n'avoir encore observé rien de semblable, exprima l'idée de morve. Je fus ainsi conduit à des recherches, dont le résultat fut complètement conforme à cette présomption. La troisième fois, la maladie fut reconnue dès les premiers jours, même par les personnes commises au service de la salle où était le hussard qui en était atteint ; mais, à la vérité, par suite de sa marche rapide, elle s'était trouvée caractérisée plutôt que dans le deuxième cas, surtout.

Première Cas (1).

Le nommé Lefloch, soldat au 1er régiment de hussards, ayant partagé avec d'autres cavaliers le service de l'infirmerie des chevaux morveux pendant quelque temps, entra à l'hôpital le 12 Juin 1839. Il accusait, ent'rautres symptômes, une douleur à l'hypocondre gauche, et avait un peu de fièvre avec moiteur. Comme les jours précédents, il avait été reçu d'autres militaires atteints de pleurésie, je pensai que telle était aussi la maladie de Lefloch, c'est-à-dire qu'il s'agissait d'une inflammation de la portion supérieure du diaphragme : il y avait, en effet, de la toux et de la dyspnée. Les prescriptions furent accommodées à cette idée. *Tisane et potion pectorales diaphorétiques, sangsues.*

Les jours suivants, aucune amélioration n'ayant eu lieu, et un sentiment de courbature, dont le malade s'était déjà plaint étant devenu plus prononcé, je prescrivis des bains, avec la recommandation de ne rien négliger pour éviter l'impression de l'air. Leur effet fut insignifiant.

Vers le 17, le genou et le pied gauches devinrent douloureux, et un gonflement considérable s'établit, à la première articulation surtout. *Traitement anti-phlogistique.*

Peu de jours après, le genou se couvrit de phlyctènes, analogues à celles du pemphygus; toux fréquente avec expotoration abondante, diarrhée, soif, inappétance. *Bains, potions anodines, topiques émollients.*

Plus tard, teinte violacée au genou, couleur bleuâtre du fluide contenu dans les bulles; diarrhée plus modérée; le visage se congestionne, des pustules s'y développent, ainsi qu'au cou. *Potions toniques et calmantes, boissons délayantes.*

---

(1) Cette observation laisse, sans doute, beaucoup à désirer, et certes, si elle était seule, on ne pourrait en inférer rien d'important; mais suivie de deux autres faits bien authentiques, et qui sont, avec celui-ci, en communauté de cause et d'effets, elle devient très-précieuse.

Du 26 au 29, augmentation considérable du gonflement de la face, du côté gauche surtout ; aspect violacé dans le voisinage du nez et aux paupières, excrétion de mucosités altérée, par ces organes ; de nouvelles pustules, couleur bleuâtre de quelques-unes de celles préexistentes ; aspect gangréneux au genou affecté, teinte violette d'un mauvais caractère au pied ; délire. *Même potion, topiques anti-septiques.*

La maladie continua ensuite ses progrès, et la mort arriva le 1er juillet, c'est-à-dire, au bout de 19 jours, à dater de l'entrée du malade à l'hôpital.

L'autopsie fut faite le lendemain : nous avions été trop frappés de la bisarrerie des symptômes que nous avions observés, pour la négliger ; mais, comme mon confrère et moi, nous ne croyions avoir à faire qu'à une sorte de pemphygus symptomatique d'une lésion très-grave du cerveau ou des viscères abdominaux, nous n'examinâmes pas les fosses nasales, et nous passâmes fort lé-gèrement sur les poumons ; aussi ne trouvâmes-nous rien qui pût expliquer le développement d'accidents aussi graves, etc., etc.

Deuxième Cas.

Guilloré, âgé de 27 ans, soldat au 1er régiment de hussards, où il servait en qualité de remplaçant, depuis deux ans environ, avait été attaché, à deux reprises, au service de l'infirmerie des chevaux morveux ou douteux, lorsque le 4 juillet 1839, il entra à l'hôpital de Stenay. Son chirurgien-major, M. le docteur Duplan, qui se trouvait à ma première visite, m'apprit que ce militaire avait passé quatre jours à l'infirmerie régimentaire ; il ajouta qu'il n'avait rien remarqué de bien important chez lui, et que ce-pendant il avait cru devoir céder à son désir d'entrer à l'hôpital. Nous ne constatâmes, en effet, rien qui pût nous conduire à un diagnostic satisfaisant. Guilloré disait *qu'il souffrait de la poitrine, qu'il se sentait très-malade* ; mais comme le pouls et la langue étaient dans un état presque normal, nous dûmes penser qu'il y avait au moins de l'exagération dans ses plaintes. Cependant il survint bientôt de la fièvre et des sueurs abondantes qui durèrent plusieurs jours, pendant lesquels le malade paraissait être dans un état d'affaissement assez prononcé. *Boissons diaphorétiques.*

Le 8, disposition sudorale, fièvre modérée ; mais sentiment très-pénible de débilité et d'engourdissement, expression, sur la physionomie, de souffrance et de tristesse. *Tilleul édulcoré, potion anodine.*

Du 9 au 12, douleur brûlante au coude droit, tuméfaction, chaleur de cette articulation, à la partie externe de laquelle se dessine une teinte rosée ; diarrhée. *Topiques émollients et anodins, potion calmante.*

Du 12 au 15, amélioration de l'état général, un peu d'appétit ; mais le mal fait des progrès du côté du coude affecté. *Dix-huit sangsues, continuation des médicaments déjà prescrits.*

Le 16, diminution de la douleur locale, du reste même état. Comme je croyais avoir à faire à un arthrite idiopathique : *deuxième application de sangsues,* dont l'effet fut assez satisfaisant.

Du 19 au 23, état variable ; de temps à autre de la fièvre, des sueurs ; mais la diarrhée s'est modérée et parfois l'appétit est assez bon ; cependant les forces paraissent diminuer. Malgré cette circonstance : *troisième application de sangsues à la partie interne du coude que l'inflammation vient d'envahir ; topiques résolutifs.*

Le 24, engorgement du coude plus considérable, comme œdémateux, et étendu à tout le membre ; teinte violacée au lieu de teinte rosée, bulles d'un mauvais caractère ; pouls concentré et fréquent, dysurie. *Topiques avec décoction de kina, animée d'abord avec l'alcool camphré, ensuite avec chlorure d'oxide de Sodium ; potion tonique.*

Du 25 au 29, excrétion abondante de mucosités floconneuses par la narine droite, gonflement considérable de l'aile du nez, et qui s'étend bientôt par les voies lacrymales à l'œil du même côté, lequel devient larmoyant et reste bientôt dans un état d'occlusion, tant la tuméfaction des paupières est grande ; teinte brune, comme cendrée de la face ; parfois délire, appétit fort bizarre, soif vive ; réapparition de la diarrhée ; *sudamina* au côté droit du

thorax; pouls très-fréquent; le coude prend un aspect gangréneux. *Profondes scarifications au-dessus et au-dessous de l'articulation, qui donnent issue à une sorte de sanie séreuse; topiques anti-
septiques.*

Les jours suivants, jusqu'au 8 août, les chairs des incisions
deviennent flasques, et prennent une couleur ardoisée, surtout
dans le fond; le fluide, contenu dans les phlyctènes du coude,
devient bleuâtre ou brun, la partie du derme, sur laquelle il
repose, est mortifiée, des pustules se montrent en assez grand
nombre à la région jugulaire droite; où elles sont presque
groupées; d'autres, moins rapprochées, se développent sur le
tronc, aux membres et à la face; cette partie est considérable-
ment gonflée, surtout dans les régions orbitaire et nasale droites,
où elle est comme boursoufflée et violacée; l'humeur excrétée
par la narine, spécialement affectée, est plus abondantes encore,
elle répand une odeur fade, et ressemble à de la sanie putride
un peu épaissie; celle fournie par l'œil est desséchée sur la joue,
et a l'aspect d'une résine jaune; la diarrhée ne discontinue presque
pas; le pouls continue à s'éloigner de ses conditions normales;
délire tranquille; le malade a laissé plusieurs fois ses urines s'é-
chapper dans son lit. *Médications toniques, anti-septiques, narco-
tiques, etc.*

La maladie étant parvenue à ce degré de gravité extrême, on
devait s'attendre tous les jours à la voir, par une exaspération,
même peu importante, mettre fin aux souffrances du malheureux
Guilloré; mais comme si elle eût dû épuiser tout ce qu'il y avait
de forces vitales, elle resta plusieurs jours presque stationnaire;
toutefois les pustules se multiplièrent du côté du visage et des
épaules surtout; plusieurs portions de la peau prirent une teinte
rouge foncée ou violette d'un mauvais augure; la face devint
énorme et hideuse; la stupeur et le délire furent presque conti-
nuels, néanmoins l'intelligence ne fut complètement abolie que
dans les derniers instants; car, jusqu'à ce moment, le malade fit des
réponses assez justes. Enfin une sueur extrêmement abondante
et visqueuse s'établit, le désordre de l'organisme fut porté à son

comble, et la mort arriva e 20, c'est-à-dire après 46 jours de séjour à l'hôpital.

L'autopsie fut faite, le 21, par moi, en présence des docteurs Darcq, Duplan, Laurence, Maillard et Maréchal, et de M. Riss, vétérinaire du 1er régiment de hussards; voici ce qu'elle constata :

Extérieur. Gonflement considérable de la face, surtout aux régions orbitaire et nasale droites, où l'on observe aussi une teinte violette ou même bleuâtre; pustules phlycténoïdes d'un rouge brun, et dont la largeur varie depuis celle d'une lentille jusqu'à celle d'une pièce de 50 c., au front, à la lèvre supérieure et près de l'orbite droite; narine droite remplie d'un fluide épais, ressemblant à un mélange de pus, de sang, de mucosités altérées; sur la partie latérale droite du cou, tuméfaction large et mamelonnée, couverte de phlyctènes, et avec des traces d'ecchymoses; sur le côté droit du Thorax, *sudamina* et quelques pustules; dans les autres parties de l'organe cutané, teinte terne comme cendrée, quelques pustules, et lividités cadavériques dans les régions les plus déclives.

Membre thoracique droit. OEdème considérable, surtout dans le voisinage du coude où la peau présente une teinte brune; le fond des plaies, faites dans un but thérapeutique, est noir comme dans le sphacèle; entre les deux incisions, c'es--à-dire au niveau de l'articulation cubito-humérale, groupe de phlyctènes, dont plusieurs ouvertes, laissent à découvert une portion de derme gangrénée; une incision profonde et étendue du haut en bas donne issue à de la sérosité mêlée de sang noir et de pus, humeurs dont sont aussi infiltrés les muscles.

La dissection des pustules donne les résultats suivants : épanchement de sérosité roussâtre ou grise et fluide, par l'ouverture de celles qui sont intactes; aspect fongueux du derme, qui, dans quelques-unes, laisse s'échapper, comme à travers un crible, de petits globules de pus jaune et épais, surtout lorsqu'on le presse, ou qu'on le racle avec la lame du scalpel. Le chorion étant divisé, on trouve, dans ce dernier cas, un petit foyer purulent, autour duquel le tissu cellulaire est jaune, lardacé, avec ou sans infiltration de sang noir; dans les pustules de la première espèce, lesquelles paraîsssent plus récentes, il n'existe pas de foyer sous-cutané. A la place des pustules ouvertes, le derme est desséché et d'un violet foncé.

Cavité cranienne. Un peu de sérosité jaunâtre dans l'arachnoïde, quelques traces de pseudo-membranes dans la pie-mère.

Cavités nasales. Pituitaire du côté droit épaissie, ramollie, tellement fongueuse, boursoufflée et imprégnée de détritus noirâtre, que les caractères de son organisation normale ont disparu : on ne peut y constater d'autres altérations pathologiques. Du côté gauche la muqueuse est très-injectée, en quelques points comme ecchymosée, mais rien de plus.

Cavité buccale. Langue couverte d'un enduit rougeâtre foncé, presque fuligineux; deux plaques d'ecchymose au palais; epiglotte épaissie et présentant l'aspect carcinomateux ; quelques érosions. Rien de remarquable dans la trachée-artère, si ce n'est un peu d'injection.

Cavité thoracique. La surface des poumons présente environ vingt noyaux purulents : leur incision démontre qu'ils sont formés de pus infiltré ou en très-petits foyers, comme dans quelques-unes des pustules entamées. Du reste le parenchyme est sain. Le péricarde contient environ cent-vingt grammes de sérosité citrine et limpide.

Cavité abdominale. Muqueuse gastrique épaissie avec coloration foncée tirant sur le vert-bouteille, surtout vers le pylore; dans les intestins, teinte analogue, mais moins prononcée; nulles traces de dothinenterie. Le foie et la rate paraissent plus développés que dans l'état normal.

Le sang, qui s'est écoulé pendant la nécropsie, était remarquablement noir et fluide.

Pour rendre cette observation complète, je dois ajouter : 1° que Guilloré était postillon avant d'entrer au service militaire ; 2° qu'il s'énivrait souvent ; 3° qu'il disait avoir eu la syphilis cinq fois ; qu'il était souvent valétudinaire ; 4° que généralement les plaies se guérissaient difficilement chez lui ; 5° qu'il était ordinairement malpropre, mal tenu, et que c'est à raison de cela qu'il fut attaché, une 2ᵉ fois, au service de l'infirmerie des chevaux malades. Je ne devais pas négliger de signaler ces circonstances; cependant, les premières surtout, sont évidemment étrangères au développement des accidents formidables qu'on a observés sur ce cavalier, puisque les deux autres sujets les ont présentés aussi, sans se trouver dans les mêmes conditions d'habitudes et de santé.

Troisième Cas.

Jaouen, également hussard au 1ᵉʳ régiment, âgé de 25 ans, d'un tempérament bilioso-sanguin et habituellement bien portant, était, depuis six semaines, attaché au service de l'infirmerie des chevaux morveux ou *glandés*, lorsque le 18 janvier 1840, il fut pris d'une douleur au genou gauche, qui l'obligea à réclamer des soins. Il en reçut d'abord à l'infirmerie régimentaire, mais les acccidents locaux prenant plus d'intensité, il fut envoyé à l'hôpital le 21. Il présentait alors un gonflement considérable, situé à la partie externe de l'articulalation fémoro-tibiale, accompagné d'une douleur assez vive, et pourtant sans augmentation bien sensible de chaleur. Il n'y avait pas, non plus, beaucoup de fièvre. *Bouillon léger, boisson diaphorétique, émollients.*

Le 22 et le 23, augmentation de la tuméfaction et de la douleur; sueurs; expression remarquable d'abattement et d'apathie; pouls fréquent, diarrhée fétide. *Diète, délayants, résolutifs.*

Le 24, toux fréquente, selles plus abondantes et plus souvent réitérées; pouls fort accéléré; même état du genou. *Saignée, mêmes prescriptions du reste.*

Le 25, léger mieux, désir de prendre quelque aliment; cependant les selles étaient toujours fréquentes; il y avait de la toux et une expectoration visqueuse abondante. *Potion anodine, tisane pectorale.*

Le 26, même état, *même prescription.*

Le 27, l'expectoration et la diarrhée étaient plus modérées; mais la maladie avait pris une physionomie décidée, et conforme aux doutes que ces symptômes avaient déjà fait naître. Le genou s'était couvert d'une teinte rosée, d'un caractère évidemment malin ; la face était conjestionnée, les yeux larmoyants ; un mucus glaireux sortait abondamment de la narine gauche et se répandait en flocons sur la moustache ; il y avait en même temps, stupeur et délire, et le pouls était très-fréquent. *Excitants et toniques à l'intérieur ; anti-septiques en topiques.* A la visite du soir, le genou affecté était couvert de bulles gangréneuses, et un assez grand nombre de pustules phlycténoïdes avaient fait éruption au cou et au visage ; il y avait soif ardente, et la langue était sèche.

Le 28, tous les symptômes avaient fait de grands progrès, mais sans changer de caractère ; les pustules, au nombre de 20 environ, avaient toutes la forme conique et variaient de grosseur, depuis celle d'un pois jusqu'à celle d'une petite aveline ; l'humeur qu'elles contenaient était fluide et grisâtre. *Limonade, potion tonique.*

Le 29, le visage était comme vultueux, tant il était gonflé ; il était aussi plus coloré, il présentait même une teinte violacée, dans le voisinage du nez à gauche, et à la région orbitaire du même côté ; *l'humeur morveuse* était devenue brunâtre et exhalait une odeur fade *sui generis* ; de nouvelles pustules s'étaient montrées au cuir chevelu, aux épaules et sur le tronc. Parmi celles préexistantes, les unes s'étaient ouvertes et desséchées, les autres s'étaient en même temps élargies et aplaties ; l'engorgement du genou était devenu plus considérable et présentait de la fluctuation, à la partie externe de l'articulation, où les bulles s'étaient ouvertes et laissaient ainsi voir une partie du derme ardoisée et manifestement sphacélée ; la diarrhée avait repris toute son activité, et elle était plus fétide ; la langue était sèche et couverte, ainsi que les dents, de fuliginosités ; une sueur générale et visqueuse couvrait tout le corps ; la stupeur et le délire étaient plus prononcés ; cependant le malade répondait exactement à toutes les questions ; mais il se montrait très-indifférent à l'intérêt qu'on lui témoignait. *Potion calmante, topiques toniques et anti-septiques.*

Le 30, une consultation, provoquée par M. Delaroche, sous-intendant militaire, à laquelle prirent part MM. les docteurs Maréchal, Maillard, Duplan, Cambay, Laurence, Faillière, Darcq et Veyssière, eut lieu en présence de MM. le lieutenant-colonel et le major du 1er régiment de hussards, de MM. les artistes vétérinaires du même corps. Les symptômes précédemment exposés furent constatés, et on découvrit : 1° de nouvelles pustules, particulièrement au menton, aux régions claviculaires, et à la face antérieure des membres ; 2° de la fluctuation au devant de la parotide gauche ; 3° une disposition mamelonnée dans plusieurs pustules ; 4° une éruption milière (*sudamina*) au bas ventre, aux aines et aux aisselles ; 5° sur le gland, une pustule gangréneuse ; 6° au coude, de l'enflure avec rougeur foncée ; 7° audessous du genou droit, une tumeur avec rougeur et fluctuation. Il y avait une grande dyspnée et 144 pulsations par minute ; le malade se montrait très-sensible à l'impression de l'air ; il avait laissé s'échapper les urines dans son lit.

L'opinion des consultants fut, qu'il s'agissait d'un cas de *morve* aigu ; M. le docteur Cambay, médecin de l'hôpital militaire de Montmédy, affirma, qu'en effet, il était identique à celui observé dans le service de M. le professeur Andral, et sur la nature *morveuse* duquel, il ne s'était élevé aucun doute, parmi les médecins qui en avaient été témoins. *Médications palliatives.*

Le 31, l'état du malade avait continué à s'aggraver ; Jaouen mourut, en effet, dans la matinée, après quatorze jours de maladie.

Autopsie faite le 1er février, en présence de M. Delaroche et des docteurs Duplan, Laurence, Maillard, Maréchal et Veyssière ; de MM. Riss, père et fils, vétérinaires de la garnison ; par M. le docteur Cambay, dont je dois ici louer et l'habileté et l'exactitude.

Extérieur. Rigidités et lividités cadavériques ; aspect jaune et terne de tout le corps. Les pustules, observées pendant la vie, sont entières ou ulcérées ; quelques-unes des plus grosses, parmi les dernières, sont pleines d'un liquide citrin, surtout au cou ; étant ouvertes, le derme semble converti en détritus jaunâtre, que le scalpel peut enlever jusqu'à une certaine profondeur.

D'autres pustules entières offrent, a leur base, une teinte framboisée ; enfin celles entières, qui sont desséchées, paraissent mamelonnées. Les pustules ulcérées sont déprimées au centre et offrent de la ressemblance avec celles de la variole; quelques-unes, entourées d'une auréole violacée, sont enfoncées, ont un rebord élevé et ont leur centre occupé par une petite croûte desséchée.

L'incision des plus grosses pustules montre leur base hypertrofiée, d'un aspect rosé, et criblée de petits points rouges.

A la région zygomatique gauche, collection purulente, sous forme d'anthrax bénin; aux coudes, ulcération à fond grisâtre dont les bords sont violacés ; à la partie interne du mollet droit et à la plante du pied gauche, foyer de pus sanieux; au genou gauche, sphacèle du derme, pus et sanie en dehors de l'articulation; aux malléoles internes, gonflement avec teinte violette.

Tête. L'arachnoïde est un peu épaissie et d'un aspect jaunâtre; les veines sont gorgées de sang; on ne voit de pus nulle part; la substance blanche du cerveau est comme sablée et pointillée, du reste rien de remarquable.

Fosses nasales. Pituitaire du côté gauche ramollie, épaissie, recouverte de pus épais et sanieux; qui remplit tous les méats; pustules qui ne font pas de saillie au-dessus de la muqueuse; ulcérations de formes inégales, à fond d'un blanc jaunâtre, et dont les bords sont rongés et taillés à pic, notamment sur les cornets moyen et inférieur. Du côté droit, la muqueuse qui revèt le cornet supérieur, est d'un rouge vineux, celle des autres cornets est couverte d'ulcérations. Les sinus maxillaires sont remplis de mucosité visqueuse et de couleur citrine. Rien dans le larynx. Dans la trachée artère, injection et même ecchymose, une multitude de petits points blancs ressemblant à des *sudamina,* mais moins saillants, et peu adhérents à la muqueuse.

Poumons. Parenchyme fort engoué, mais sans traces d'hépatisation ; au sommet de chacun de ces organes, deux ou trois indurations d'un centimètre et demi de diamètre, entourées d'un cercle ecchymotique, et dont le centre est occupé par du pus épais et concret ; dans leur épaisseur, cinq à six noyaux de même nature.

Dans le péricarde, dont la surface interne présente un grand nombre de granulations blanchâtres, 40 ou 50 grammes de sérosité citrine. Sur le ventricule droit du cœur, une ecchymose.

Abdomen. L'éxamen extérieur de l'estomac, des intestins et des ganglions, ne donne lieu à aucune remarque, seulement les intestins, qui sont dans une situation d'éclive, paraissent injectés ; l'estomac contient une liqueur d'un vert porracé ; sa surface interne est d'un blanc rosé, plus foncé du côté du pylore ; elle n'est pas ramollie. Le duodénum et le jéjunum contiennent une matière fluide et jaunâtre ; on rencontre une invagination de 3 centimètres dans le deuxième de ces intestins ; mais il est facile de s'assurer qu'elle n'a pas dû intercepter le passage des humeurs ; près de la valvule iléo-cœcale, injection assez forte, mais là, comme ailleurs, point d'ulcération, point de développement anormal des glandes de Peyer. Foie un peu congestionné. Vessie rétractée.

Il serait superflu de faire remarquer la parfaite analogie, pour ne pas dire l'identité, qui existe entre ces faits pathologiques et ceux constatés à Paris, avec tant de scrupule par les hommes les plus éminents dans l'ordre médical ; tant cela est sensible. Mais pour en compléter l'histoire, il faut noter qu'à l'époque où les trois militaires qui les ont présentés, étaient de service à l'infirmerie des chevaux, chacun d'eux couchait, tous les quatre ou cinq jours, dans l'écurie exclusivement réservée aux chevaux *glandés* ou morveux ; que cette écurie, longue et étroite, ne prenait alors jour que d'un seul côté et par des ouvertures insuffisantes ; d'ailleurs, la plupart des hommes commis à sa garde, avaient l'imprudence d'en fermer toutes les issues, et alors l'air s'y trouvait tellement vicié le matin, qu'au dire du maréchal-des-logis de service, on était toujours tenté

de reculer après avoir ouvert la porte. On verra effectivement plus loin, qu'il est extrêmement probable que
ce sous-officier en a éprouvé l'influence délétère,

Témoignage commun des faits.

Les observations assez nombreuses que j'ai rapportées, peuvent évidemment se résumer en ces corollaires.

I. L'espèce humaine est exposée aux atteintes d'une
maladie, qui malgré le nombre et l'extrême gravité
de ses symptômes, n'est connue que depuis peu de
temps.

II. Cette redoutable affection morbide n'a été reconnue en France qu'en 1837; mais elle l'avait été,
avant cette époque, en Allemagne, en Angleterre, etc.

III. Elle n'a encore atteint que des hommes qui,
par la nature de leur profession, avaient eu des rapports quelconques avec des chevaux morveux ou farcineux : des vétérinaires, des cavaliers, des palefreniers
et des équarrisseurs.

IV. Elle a une marche et une physionomie particulières, distinctes, de celles des maladies décrites par
les auteurs de pathologie humaine, tandis qu'elle ressemble infiniment à la *morve* des solipèdes.

V. Dans le plus grand nombre des cas, la mort s'en
est suivie, et on a trouvé, sur les cadavres, des lésions
pathologiques, identiques à celles qui résultent de la
morve chevaline.

VI. Cette maladie devient plus fréquente, à mesure
que la morve sévit avec plus d'intensité sur les che-

vaux ; circonstance remarquable, surtout, depuis une dizaine d'années.

VII. La contagion peut avoir lieu par le dépôt de pus ou de mucus nasal provenant de chevaux morveux, sur une membrane muqueuse, ou sur une partie dépouillée d'épiderme. Des faits incontestables le prouvent.

VIII. Il est au moins extrêmement probable, qu'elle peut aussi se transmettre par contact médiat, et par l'intermédiaire de l'air, respiré en commun par des chevaux morveux et par l'homme, comme cela a lieu, lorsqu'il y a cohabitation.

IX. Tous les individus placés dans les conditions favorables à sa contagion ne la contractent pas : il faut pour cela, certaines prédispositions qui ne sont pas encore déterminées. La force et la santé ne mettent pas à l'abri de ces atteintes.

X. Le mucus *morveux*, le pus des abcès, pris sur l'homme affecté de cette maladie, et inoculé à des solipèdes, leur donne la morve.

XI. Le mucus et le pus, provenant de sujets atteints d'autres maladies putrides, ne produisent, par leur inoculation, que les effets ordinaires aux principes septiques, ou irritants.

Conclusions.

Que doit-on raisonnablement inférer de cette concordance extrêmement remarquable des faits et des expériences ? Que la maladie est identique à celle du cheval et des autres monodactyles, désignée sous le nom de *morve* et qu'elle se transmet par voie de contagion.

C'est là, sans doute, une vérité bien triste, mais on est forcé de l'admettre, tant elle est positive et bien établie. Les hommes dont la positon médicale est la plus élevée, la considèrent, aujourd'hui, comme complètement démontrée. On en trouve la preuve dans les paroles graves et formelles de M. le professeur Bréschet, qui, s'adressant à l'Académie des Sciences, disait : «La contagion de la morve est prouvée par tant de faits, par tant d'expériences et de témoignages, que le moment est venu de mettre un terme aux irrésolutions de l'administration, dont les doutes ne pourraient se prolonger sans être préjudiciables aux intérêts matériels de l'armée et à la santé des hommes. »

Ces paroles expriment, en effet, une opinion suffisamment-sanctionnée et par l'observation et par l'expérience ; elles sont aussi conformes aux termes dans lesquels MM. Andral, Bouillaud, Husson, Rayer, Rochoux, Velpeau, et d'autres hommes de l'art, également d'un mérite éminent, ont formulé leur sentiment affirmatif à cet égard. Il suffira même, à la plupart des médecins, de savoir que le fait a été enregistré par ces grands praticiens, pour l'admettre comme certain, tant leur sagacité et leur réserve, dans les recherches de la vérité, sont connues.

On peut donc poser en fait, que l'homme peut contracter la morve dans les circonstances suivantes : 1° si, ayant une partie privée d'épidermie, il l'expose au contact du jetage ou du pus d'un cheval morveux, soit avant, soit après la mort de celui-ci ; 2° s'il porte les doigts, ou quelque corps sali de ces humeurs, à la bouche, au nez, aux yeux, etc. ; 3° s'il respire long-temps l'air altéré par la présence de chevaux morveux.

Le conseil de salubrité de la ville de Paris, qui procède toujours avec infiniment de circonspection, a été évidemment dominé par ces considérations et par une sérieuse appréhension, puisque, dans son rapport relatif aux *faits de morve du cheval communiqués à l'homme*, il propose les mesures suivantes :

« Par rapport aux palefreniers. — Art. 1er Il est défendu à qui que ce soit de coucher ou de faire coucher des palefreniers dans les écuries où il se trouverait des chevaux seulement suspectés de la morve.... »

« Les personnes qui seraient exceptionnellement autorisées à traiter des chevaux morveux ou suspectés de morve, ou qui auraient des infirmeries vétérinaires, et qui voudraient faire surveiller leurs animaux pendant la nuit, devront faire établir la chambre du gardien de manière qu'elle ne communique point avec l'écurie, et que la surveillance s'exerce au moyen d'un chassis vitré. »

Les autres mesures provoquées par le même conseil, sont relatives aux chevaux morveux, aux chevaux farcineux, etc. : leurs dispositions nombreuses, respirent une vive sollicitude et sont conformes à l'hypothèse de la contagion.

Objections à la doctrine de la transmission de la Morve
à l'espèce humaine.

Quelque authentique, quelque avéré que soit un fait, il ne saurait manquer de donner lieu à des contradictions : il est impossible qu'il soit interprété de la même manière par tout le monde et, d'ailleurs, il est d'une bonne philosophie de ne pas changer ses idées légèrement. Aussi, celui en question, est-il devenu l'objet de discussions fort animées, d'abord à l'Académie royale de Médecine et puis à l'Institut. Toutefois l'opinion négative n'a trouvé de défenseurs, parmi les membres de la première de ces illustres compagnies, que MM. Barthelemy et Bouley, médecins-vétérinaires, et que M. Magendie, à l'Académie des Sciences ; car M. le baron Larrey s'est borné à affirmer que, dans le cours des diverses campagnes auxquelles il a pris part, il n'avait rien vu qui correspondit aux propositions articulées par M. le prof. Breschet (séance du 10 février 1840).

Néanmoins, il existe des objections qui méritent un examen particulier; d'autant plus qu'elles doivent facilement paraître fondées aux personnes étrangères à la médecine humaine, qui connaissent la *morve chevaline*.

A *Puisque la morve peut se communiquer à l'homme, pourquoi le fait n'a-t-il pas été constaté plutôt?* M. le prof. Bouillaud en trouve l'explication, dans cette circonstance, que long-temps on a compris sous la dénomination générale de maladies putrides, beaucoup d'affections différentes, parmi lesquelles la morve a dû se trouver; M. le prof. Breschet pense qu'à l'état aigu, elle aura dû être souvent confondue avec une des formes de *l'affection charbonneuse*, tandis qu'à l'état chronique, elle aura été prise pour des accidents de syphilis constitutionnelle. Il est probable que ces erreurs, et beaucoup d'autres du même genre, ont été commises; mais il est également dans l'ordre des choses possibles, que la *morve* soit, à l'égard de l'espèce humaine, une maladie nouvelle, qu'elle ne date que d'une vingtaine d'années, comme semblent l'établir les observations connues. Depuis ce laps de temps, la *morve chevaline* est devenue et plus connue et plus meurtrière : le fait est malheureusement trop bien établi, pour être contesté. Cette circonstance suppose, dans une maladie contagieuse, un accroissement d'énergie dans l'agent morbifique, quel qu'il soit, et dès lors, il n'est pas impossible que celui-ci ait fini par avoir prise sur l'homme, pendant que auparavant il aurait borné ses ravages aux solipèdes. Il ne peut y avoir dans cette assertion rien qui répugne à la raison, puisque la maladie vénérienne, la lèpre, la peste, le choléra-morbus, etc., ont présenté des vicissitudes parfaitement analogues dans la manière dont elles ont sévi : d'ailleurs, on ne saurait admettre qu'une affection morbide, qui, à son début, ne présente que des symptômes d'apparence bénigne, et qui, dans peu de jours, devient mortelle, après avoir offert un tableau d'accidents formidables, n'ait pas laissé, dans l'esprit des observateurs, une impression assez profonde pour ne pas être oubliée ; or, tous les praticiens les plus répandus ont déclaré, sans hésiter, que le fait était complètement nouveau.

Pour mon compte, je suis parfaitement certain que je ne l'avais pas encore observé, lorsque, l'année dernière, le nommé Lefloch entra à l'hôpital, et cependant j'ai suivi long-temps les grands hôpitaux, civils ou militaires de Paris, ceux de Strasbourg, de Montpellier, etc., et depuis vingt-cinq ans je n'ai pour ainsi dire pas cessé d'être attaché, à différens titres, à un service médical important.

B *Les vétérinaires sont fréquemment en rapport avec des chevaux atteints de morve, et cependant les accidents attribués à cette maladie, n'ont été que rarement observés chez eux.* Quoique manifestement virulente, la syphilis ne se transmet pas dans toutes les circonstances favorables à sa contagion : on voit tout les jours des chirurgiens panser des chancres et d'autres ulcères vénériens, sans prendre beaucoup de précautions, et cependant ne rien contracter. Il en est de même, à l'égard de la gale, du charbon, etc. : il faut, pour que l'inoculation s'opère, certaines conditions, qui, sans doute, ne sont pas constantes, mais toujours est-il que pour la morve, elle est possible : les observations que j'ai rapportées, pages 9 et 10, en sont une preuve irrécusable, et d'ailleurs le fait communiqué par M. Renault, directeur de l'école d'Alfort, est trop péremptoire pour permettre le doute. Voici le fait : un élève plein d'ardeur et d'amour pour la science, occupé à dessiner les lésions des fosses nasales, à la suite de la morve, porta, sans doute par mégarde à la bouche, un pinceau chargé de mucus morveux. Il n'en ressentit d'abord aucun effet, mais plus tard, il présenta les symptômes de la morve chevaline aiguë et mourut. Au reste les deux tiers des cas de morve, observés dans l'espèce humaine, avaient pour sujets, des individus qui avaient couché dans des écuries où se trouvaient des chevaux affectés de morve; d'où il résulte que c'est le plus souvent par l'intermédiaire de l'air, que cette maladie se transmet, et les vétérinaires ne séjournent jamais dans ces locaux.

Ces diverses observations s'appliquent aussi aux équarrisseurs, qui du reste ne sont pas toujours épargnés : on l'a vu dans le cours de cet ouvrage, et M. le prof. Roux en a fait connaître aussi un exemple.

C *Un grand nombre d'individus ont pu coucher dans une écurie occupée par des chevaux morveux, sans inconvénients sensibles pour leur santé.* Cette remarque s'applique à toutes les maladies contagieuses sans exception. Il est, en effet, arrivé souvent qu'un homme ait fréquenté une femme gâtée sans prendre la vérole, et il en est de même pour la gale, la variole, la peste, etc., qui heureusement n'atteignent pas toutes les personnes qui s'exposent à leur contagion. Est-ce que tous les chevaux qui sont mis en contact avec d'autres solipèdes affectés de morve aiguë, la contractent? assurément non, et cependant de l'avis des hommes les plus compétents, cette maladie est essentiellement contagieuse. (Delafond. Police sanit. des anim. dom. , pag. 622). La contagion de la morve est subordonnée à certaines conditions, sans doute à des prédispositions individuelles hors desquelles, son agent est sans effet ; mais ces prédispotions ne sont pas inhérentes à la détérioration de la constitution, puisque le premier et le dernier des hussards sur lesquels on a constaté la morve à l'hôpital de Stenay, étaient, antérieurement, forts et bien portants. *Ils n'avaient pas eu, non plus, la syphilis.*

D *Les symptômes observés sur les hommes qu'on a dit être affectés de la morve, ne sont pas identiques à ceux de la maladie des solipèdes, qui porte ce nom.* Cela est vrai à quelques égards; mais, pour comprendre qu'il ne peut en être autrement, il suffit de remarquer : 1° *que les propriétés du sang sont différentes, suivant qu'il appartient à l'homme ou à des herbivores,* d'où il résulte qu'un poison morbide, comme celui de la morve, doit faire se développer dans l'espèce humaine, des symptômes qui ne ressemblent pas exactement à ceux qu'elle produit chez les solipèdes; or, tout porte à croire que le virus de cette maladie agit puissamment sur le sang; car on a trouvé constamment celui-ci plus fluide, plus noir et comme trouble. Ainsi, il n'est pas étonnant que sous l'influence du même principe morbifique, il se forme chez l'homme des collections purulentes, pendant que sur les chevaux, il produit des dépôts gélatiniformes, ce qui du reste indique qu'il agit spécialement, sur les tissus albugineux. *2° Que, tant sous le rapport de l'organisation que sous celui de la vitalité, l'enveloppe cutanée est bien loin de se ressembler dans les deux espèces animales.* C'est, en effet, à cette circonstance que sont dûs chez l'homme le nombre plus considérable et le développement plus complet des phlyctènes. Pour n'avoir, à cet égard, aucun doute, il suffit de considérer que le cuir chevelu, dont la texture diffère de celle des autres parties de la peau, produit des modifications importantes dans la forme et dans l'aspect des diverses dermatoses, et que les pustules observées sur l'homme, l'ont été aussi sur les chevaux morveux, mais seulement dans les régions où *la peau est plus mince, moins couverte de poils,* comme au voisinage des naseaux, au fourreau, etc. *3° Que tous les symptômes, dont le siége est un tissu d'organisation identique ou presque identique, présentent la plus grande analogie, qu'on les considère chez l'homme ou chez les monodactyles;* ainsi du côté des fosses nasales et des poumons il y a peu de différence réelle : pustules, ulcérations, inflammations lobulaires, tout est même semblable. *4° Que le système* nerveux joue, dans l'organisme, un rôle bien plus important *chez l'homme que chez les solipèdes,* que par suite, divers phénomènes du début de la maladie, se trouvent plus prononcés chez le premier. Il en est de même du délire, du coma, etc. 5° *Que les glandes de l'auge, chez le cheval, sont extrêmement disposées à s'affecter à l'occasion des maladies des voies aériennes :* de là leur engorgement dans la morve, etc. 6° *Enfin, que chez l'homme, on observe en même temps les accidents des morves aiguë et gangréneuse,* et non ceux d'une espèce seulement.

La rage et le *charbon* éprouvent des modifications tout aussi importantes par les différences d'organisation, etc., en passant d'une espèce d'animaux à une autre. D'ailleurs, la maladie en question *n'atteint que les individus qui ont des rapports avec des chevaux morveux,* elle est la *seule qui, à l'état aigu, offre des altérations profondes de la pituitaire;* elle ne ressemble à aucune autre affection de *l'espèce humaine et elle a la plus grande analogie avec la morve.*

La dernière objection est basée sur l'hypothèse de la non-contagion absolue de la morve chevaline. Cette opinion ressemble beaucoup à celle de la non-existence du virus syphilitique; cependant je ne dois pas en négliger l'examen; mais comme ce sont surtout les faits qui doivent parler, je serai obligé de rapporter les observations, et les diverses expériences tentées dans l'objet de résoudre la question. Ces recherches seront comprises dans la deuxième partie de cette monographie, qui contiendra aussi le tableau descriptif de la morve considérée exclusivement chez l'homme et l'exposition des moyens préservatifs.